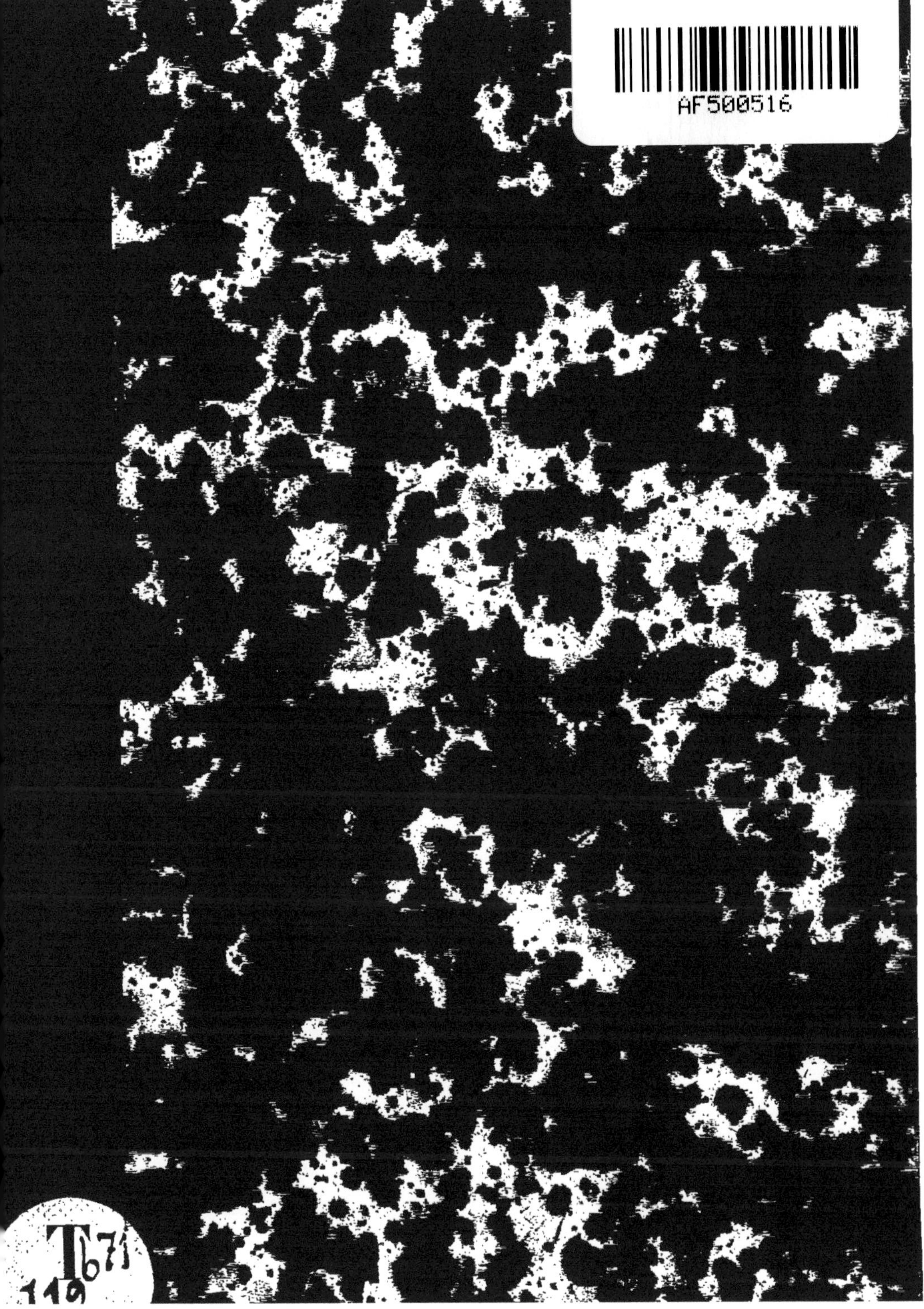

LA DÉCOUVERTE

LA PLUS SYMPATHIQUE, LA PLUS IMPORTANTE

ET

LA PLUS NÉCESSAIRE DE NOTRE SIÈCLE

Ne voulez-vous procréer que des garçons?

Ne voulez-vous que des filles?

Voulez-vous avoir plus de garçons que de filles ou plus de filles que de garçons ?

Voulez-vous que vos enfants soient robustes, intelligents et beaux ?

Prenez connaissance de ce petit volume.

Prix : 1 fr. 50

Plus d'enfants jumeaux.

Plus de femmes stériles ; ou tout au moins leur nombre réduit à une quantité presque insignifiante.

L'art d'arriver à un grand âge sans éprouver d'infirmités et d'éviter le plus grand nombre des maladies, grâce aux découvertes hygiéniques du docteur Caton Clamstock.

PARIS
V. ADRIEN DELAHAYE ET Cie, LIBRAIRES-ÉDITEURS
PLACE DE L'ÉCOLE-DE-MÉDECINE

1879

INTRODUCTION

A LA

RÉVÉLATION

DU SECRET DE LA CONCEPTION

OU

DU MOYEN DE PROCRÉER DES ENFANTS

DE L'UN OU DE L'AUTRE SEXE

SELON LA VOLONTÉ DU PÈRE

SECRET QUI FUT DÉCOUVERT PAR LE DOCTEUR CATON CLAMSTON;
VÉRIFIÉ PAR SON FILS, LE DOCTEUR JOHN,
RÉVÉLÉ PAR EUX AU DOCTEUR RUDOLPHE ET LÉGUÉ PAR CE DERNIER,
APTÈS EN AVOIR LARGEMENT ÉTABLI L'EFFICACITÉ,
A SON ACTUEL DÉPOSITAIRE

PAR

F. GROSPÉLIER

PARIS
V. ADRIEN DELAHAYE ET Cie, LIBRAIRES-ÉDITEURS
PLACE DE L'ÉCOLE-DE-MÉDECINE

1879

PREFACE

Le secret de la conception, si longtemps cherché en vain par les hommes scientifiques et les philosophes de tous les siècles, vient enfin d'être découvert ; et le fait est d'autant plus certain que trois ou quatre générations d'hommes ont contribué, soit à cette découverte, soit à en établir la certitude par des faits déjà nombreux.

Nous donnerons, dans le cours de ce petit ouvrage, quelques extraits des impressions et des idées de celui qui en fut le premier initiateur (*voyez page* 50 *et suivantes*). Sans embrasser toutes les théories et les spéculations de l'auteur de la découverte, nous croyons que la connaissance de ce secret est d'un intérêt supérieur, non-seulement pour les familles, mais aussi pour les sociétés.

En effet, l'homme riche, qui a plusieurs filles à doter, devra s'imposer les plus grands sacrifices : si c'est un patricien, il est presque invariablement appelé à déchoir.

Le cultivateur, affligé de plusieurs naissances suivies de filles, loin de recevoir aide de ses enfants dans l'exploitation de sa ferme, voit presque invariablement le mince produit de son travail dévoré par le luxe obligé de ses filles, en quête de maris. Si, arrivé à l'âge mûr, il lui faut recourir à l'aide de salariés, c'est un homme à peu près ruiné ; s'il est forcé de faire son travail par lui-même, il arrive à la vieillesse avant l'âge, et conséquemment à une mort prématurée. Quant à l'ouvrier des villes, affligé de la sorte, il est généralement abreuvé de soucis et de tribulations sans nombre : pourvoir aux besoins de ses filles, les marier; ses craintes de les voir s'éloigner du chemin de la vertu, lui laissent rarement un instant de tranquillité et de repos.

Si, au contraire, l'un et l'autre reçoivent d'abord des garçons, ceux-ci deviennent bientôt d'utiles auxiliaires, sur lesquels le cultivateur comme l'industriel pourra se reposer. En cas de mort prématurée, il resterait à ses filles, venues au monde plus tard, des frères aînés, c'est-à-dire, à défaut de leur père, des protecteurs naturels.

Quel bonheur pour les jeunes époux d'avoir la certitude de pouvoir d'abord procréer des garçons, afin que ceux-ci les aident dans leurs rudes travaux ; et, plus tard, une ou plusieurs filles, qui seront les compagnes de la mère et la joie du foyer !

Nous ne croyons pas devoir insister davantage sur les résultats probables de la découverte, d'ailleurs suffisamment développés par son auteur. (*Voyez page* 50 *et suivantes.*)

Mais il nous reste à appeler l'attention sur une découverte hygiénique du même auteur, laquelle est appelée à faire époque dans les annales de la science aussi bien que dans les légendes de l'avenir.

INTRODUCTION A LA RÉVÉLATION

DU

SECRET DE LA CONCEPTION

I

COMMENT ET PAR QUI LE SECRET FUT DÉCOUVERT DEUX VIEILLES CONNAISSANCES

Au mois d'octobre 1865, une circonstance insignifiante m'engagea à m'arrêter à Saint-Thomas, en retournant de France à la Havane.

J'y étais à peine débarqué depuis quarante-huit heures, que le temps se couvrit tout à coup. L'obscurité était presque complète dès le milieu de la journée. Le baromètre était descendu au plus bas. La mer devint soudainement grosse. Le vent qui soufflait très-fort de l'Est, passa rapidement au Nord-Ouest; et l'un de ces ouragans, particuliers aux Antilles, aux environs de l'équinoxe d'automne, ne tarda pas à éclater; nombre de navires se brisèrent contre les rochers ou furent lancés à des centaines de mètres dans les terres.

Pour contempler à mon aise ce spectacle, je m'étais traîné, malgré une pluie diluvienne, jusqu'à l'entrée du port, en suivant le sentier battu aux pieds des hauteurs qui abritent au Nord, la charmante petite baie. Là, je me trouvai bientôt avec nombre d'habitants de la petite ville et d'agents de la police danoise, recueillant des morts et des mourants apportés par les vagues, et retirés du milieu des épaves qui jonchaient le rivage de cadavres et de débris.

Je remarquai bientôt, malgré l'obscurité de la nuit, deux individus — c'était deux nègres — tournant et retournant le corps d'un homme qui semblait être mort. M'étant approché du groupe, et ayant posé la main sur son cœur, je sentis quelques faibles pulsations et supposai qu'il serait peut-être possible de le rappeler à la vie.

Comme les nègres se plaignaient de ne rien trouver dans ses poches — quoique ses vêtements fussent du drap le plus fin — et qu'ils s'apprêtaient à le déshabiller, je leur offris de leur payer le double de la valeur des effets que le naufragé portait sur lui, s'ils voulaient bien m'aider à le transporter à la ville. Ils y consentirent ; et ce fut au milieu des plus grandes difficultés qu'il nous fut possible d'atteindre mon modeste domicile temporaire. Là, il fut bientôt pourvu de médecin et de garde-malade. Grâce à des stimulants et à des frictions, il ne tarda pas à ouvrir les yeux et à recouvrer l'usage de la parole.

Il paraissait âgé d'environ quarante ans; et plus je considérais ses traits, encore fort beaux, et l'expression de mâle énergie qui semblait les animer, plus j'étais convaincu d'avoir vu cet homme ailleurs; mais ce fut lui qui me reconnut le premier et m'appela par mon nom. « N'avez-vous pas connu un certain docteur Rodolphe à San-Francisco de Californie ? » ajouta-t-il ensuite.

« Comment, » m'écriai-je, en saisissant sa main et la portant à mes lèvres, « pourrais-je avoir oublié celui à qui je fus certainement redevable de la vie ? »

En effet; tombé de fatigue et d'épuisement dans une rue de San-Francisco, en septembre 1856, cet homme généreux m'avait fait porter dans son hôtel, et m'avait veillé presque nuit et jour pendant plusieurs semaines.

« Je me réjouis de me trouver chez un homme que j'ai quelque droit d'appeler mon ami; car, par cette rencontre inespérée, la Providence semble avoir voulu placer sur mon chemin celui dont j'ai besoin. Vous ne pouvez pas comprendre en ce moment le sens de mes paroles », ajouta-t-il; « mais nous reprendrons cette conversation plus tard. »

Quelques jours de repos eurent bientôt rétabli ses forces. Les médecins du pays le croyaient hors de danger. Mais lui-même ne pensait pas ainsi; car il éprouvait de temps en temps une violente douleur dans le côté gauche, où des traces de larges meurtrissures étaient parfaitement visibles. Il redoutait quelques lésions internes; et ses appréhensions ne furent malheureusement que trop justifiées.

L'automne est une saison délicieuse dans les Antilles ; et nous en profitions pour faire de longues promenades le soir dans la petite ville et dans l'unique rue qui mérite ce nom.

Un soir, qu'appuyé sur mon bras, nous étions à faire notre promenade habituelle, il manifesta tout à coup l'intention de reprendre notre première conversation. Il me répéta alors que plus que jamais, il voyait le doigt de la Providence dans cette rencontre inespérée. « J'ai trouvé l'homme qu'il me fallait, » ajouta-t-il, « mais pour que vous puissiez comprendre le sens de mes paroles, il me faut vous raconter l'histoire de toute ma vie. »

Ne croyant pas qu'il fût en état de supporter les fatigues d'un long récit, je le suppliai de ne pas continuer ; mais quelques jours plus tard — prétendant se trouver beaucoup mieux — assis en face de moi, la main gauche posée sur son cœur — comme pour réprimer la douleur, qu'il ressentait de temps en temps, il me fit observer que, quoique les médecins l'eussent jugé hors de tout danger, quant aux suites de son dernier accident, il croyait connaître lui-même sa position mieux qu'eux; que la douleur qu'il éprouvait au côté gauche, juste au-dessous du cœur, semblait l'avertir qu'il était temps de confier à quelqu'un le secret dont il était le seul dépositaire, s'il ne voulait pas s'exposer à l'emporter dans la tombe; que la Providence, en le jetant sur cette plage, en permettant que je me trouvasse là, juste à temps pour le secourir, semblait indiquer l'homme auquel il devait le confier; et que, dans le cas d'une mort prochaine — ce qu'il appréhendait n'être que trop probable — je devais me considérer comme l'unique possesseur de toutes les découvertes qu'il allait me confier : sous la seule condition de m'engager à n'en rien publier sans mentionner son nom aussi bien que ceux de l'auteur de la principale découverte et du fils de ce dernier, qui tous les deux avaient été ses suprêmes bienfaiteurs, ainsi que nous le verrons dans la suite.

Après avoir gardé le silence pendant quelques instants, la tête appuyée dans ses deux mains, il me raconta, non-seulement son histoire, mais celle de ces deux autres personnages dont la vie avait été si intimement liée à la sienne, qu'ils en devenaient pour ainsi dire inséparables.

Du long récit, que me fit mon ami, je ne rapporterai ici que ce qui tient à l'objet que nous avons en vue en publiant ce petit livre : — un rapport des découvertes, des expériences et des idées de trois hommes qui avaient cruellement souffert par la même cause : *une surabondance de filles.*

Il me fit prendre des notes sous sa dictée, à certains points de son récit, au sujet des travaux de ces trois personnages, qui sont : le docteur Caton Clamstock, — celui qui découvrit le secret de la conception ; — John Clamstock, fils du précédent, qui, après avoir expérimenté la découverte de son père, la confia ensuite à son protégé et ami, le docteur Rodolphe.

II

LE DOCTEUR CATON CLAMSTOCK

Caton Clamstock était né en Angleterre ; il avait étudié dans plusieurs des universités des trois royaumes-unis, et avait passé de longues années en Allemagne et en France pour y continuer ses travaux, s'attachant surtout à l'étude des langues modernes et des langues orientales.

Un parent éloigné, mort à Boston, lui ayant légué une assez jolie fortune, il dut passer en Amérique pour recueillir cette succession. Cet objet accompli, il résolut de visiter en détail les Etats-Unis qu'il ne connaissait pas. S'étant arrêté dans une petite ville de la Virginie, il y devint amoureux d'une jeune fille, sans fortune, qui demeurait avec sa mère, devenue veuve, et douze sœurs dont elle était la plus jeune. Elle avait à peine seize ans et sa sœur aînée trente-cinq. Celle dont les grâces et la beauté avaient séduit notre savant se nommait Ellen. Disons tout de suite que jusque-là Caton Clamstock, doué d'une timidité excessive, n'avait jamais osé regarder une femme en face : aussi la passion que lui inspira la jeune fille fut-elle aussi violente que subite.

Ainsi, à trente-cinq ans, le pauvre docteur, qui ne savait presque rien du monde réel, n'hésita pas à devenir le mari d'une fille de seize ans, flanquée d'une mère veuve et de douze sœurs dont aucune ne devait trouver de prétendant.

Il devait bientôt être convaincu que la jeune fille n'avait consenti à ce mariage que sur les instances de sa famille, alléchée par la fortune du prétendant, exagérée suivant l'usage en tel cas.

Celui-ci acheta une plantation de tabac en plein rapport, une belle maison d'habitation et de nombreux esclaves, dont il eut l'imprudence de donner à sa jeune femme la nue propriété par contrat de mariage.

La lune de miel fut courte, grâce aux importunités de sa belle-mère et de ses douze belles-sœurs.

Bientôt, à la nouvelle qu'un gendre riche venait

d'entrer dans la famille, les créanciers s'acharnèrent sur elle, car ses propriétés étaient hypothéquées pour des sommes supérieures à leur valeur. Mais le docteur, quoique vivement sollicité par sa jeune femme, refusa nettement d'intervenir.

La nombreuse famille de celle-ci se trouvant sans asile, il lui fallut l'admettre tout entière à son foyer ; et sa maison se trouvant trop petite pour des hôtes si nombreux, il n'hésita pas à leur en faire bâtir une à côté de la sienne : espérant ainsi calmer la mauvaise humeur de sa femme et assurer sa propre tranquillité.

Mais ses illusions devaient être de courte durée ; car, s'il n'était plus accablé de la présence de ses douze belles-sœurs, sa jeune femme passait la journée et une partie de la nuit au milieu de ces dernières, et ne daignait pas toujours venir lui tenir compagnie au dîner.

Le pauvre savant se réfugiait alors au milieu de ses livres ; car, ne sachant rien de la culture du tabac, il avait dû confier les soins de sa plantation à un intendant, qui ne tarda pas à tomber sous l'influence de la jeune femme et à rendre la position du docteur encore plus intolérable. Si bien que Caton Clamstock se trouva bientôt seul au milieu de sa nouvelle famille, et presque un étranger dans sa propre maison.

Un fils était pourtant né moins d'un an après

cette union si malheureusement disproportionnée; mais il n'était même pas au pouvoir du père de le presser sur son cœur aussi souvent qu'il l'aurait désiré : l'enfant passait sa vie au milieu de ses tantes.

D'un autre côté, comme il fallait, avant tout, pourvoir aux besoins de la famille de sa femme, les produits de la plantation devenaient presque nuls.

Reconnaissant un peu tard que le mariage est quelquefois le tombeau de la science, son ancienne vie de voyageur et de cosmopolite se présenta à ses yeux comme un mirage enchanteur.

Cette perspective une fois entrée dans ses esprits, il déclara à sa jeune femme qu'il allait se mettre en voyage, et que la durée de son absence était pour le moment tout à fait indéterminée.

A cette révélation, la jeune femme fondit en larmes et tomba à genoux en s'écriant :

« Ah! c'est ma famille qui est la cause de votre départ; et cependant que puis-je y faire? c'est ma mère, ce sont mes sœurs! »

Le docteur la releva avec bonté et tâcha de lui persuader que le seul coupable devait être lui-même, puisqu'il n'avait pas été capable de la soustraire à leur pernicieuse influence.

Il se fit amener son fils, qui avait alors quatre ans, et exigea que son départ lui fût tenu secret;

puis, muni des restes de son patrimoine, il sortit de chez lui la mort dans l'âme, avant le lever de l'aurore, sans prendre congé de la famille de sa femme, ni d'aucun de ses voisins ou amis.

« Ellen, » dit-il à sa femme, en l'embrassant une dernière fois, « l'influence de votre famille a peut-être été la cause du peu d'affection que vous avez eu pour votre mari ; mais s'il était possible que cette influence fît de vous une mauvaise mère, souvenez-vous que la malédiction d'un honnête homme s'appesantirait sur vous et sur elle, en même temps que celle de notre créateur. »

Il s'éloigna en disant ces mots. La jeune femme tomba à genoux en sanglotant. Les deux époux ne devaient pas se revoir.

III

LE DOCTEUR JOHN CLAMSTOCK, SON FILS.

Il avait été convenu entre le mari et la femme que celle-ci se chargerait des besoins matériels de leur enfant, et, qu'aussitôt qu'il serait en âge d'être placé dans un collége, le mari se chargerait de pourvoir aux dépenses nécessaires pour lui faire faire des études et lui donner une profession.

Le docteur Caton Clamstock, qui parlait les

langues orientales, s'était rendu dans les mers de la Chine, d'où il était allé visiter le Thibet et l'Asie centrale. Il écrivait régulièrement à sa femme et plus tard à son fils.

Dix-huit ans s'étaient écoulés. Le jeune homme venait de recevoir son diplôme de docteur en médecine, lorsque les lettres de son père cessèrent tout à coup et sans motif.

Ellen, qui avait été une épouse au moins indifférente, fut pourtant la plus tendre et la meilleure des mères. Le nouveau docteur vint exercer sa profession dans le pays, et l'abondance ne tarda pas à rentrer à la maison.

Sa grand'mère et ses douze tantes faisaient hautement profession de le chérir ; lui, au contraire, depuis qu'il avait pu comprendre qu'elles avaient été la cause du départ de son père, les détestait chaque jour davantage.

Ellen, qui était douée d'une faible constitution et dont la santé était depuis longtemps mauvaise, ne tarda pas à parler de marier son fils, en prévision d'une fin prochaine ; et celui-ci y consentit aussitôt, de crainte de voir la direction de la maison tomber exclusivement entre les mains de ses tantes.

A vingt-trois ans, il épousa une charmante jeune fille de seize ans, pourvue de quelque fortune, à laquelle venait se joindre une circonstance précieuse aux yeux du fiancé et absolument exigée par lui, — sans doute en haine de ses douze tantes, — elle était l'unique enfant du sexe féminin de sa famille, bien qu'elle eût un nombre fort respectable de frères.

Elle mourut peu de temps après ce mariage ; et avant d'avoir entendu les vagissements du premier-né de ses enfants.

Le moment de la délivrance, si impatiemment attendu par le jeune docteur, arriva enfin ; et, dans son orgueil de père, il comptait bien recevoir un gros garçon ; pourtant on ne lui présenta qu'une petite fille. Il en fut de même les années suivantes : si bien qu'à l'âge de trente-trois ans, il se trouva père de six petites filles.

La jeune mère était aussi heureuse que fière de sa charmante famille ; mais son mari se trouvait e plus malheureux des hommes. Il prévoyait, avec terreur, que quelques années encore, et il se trouverait affligé de ses douze filles comme il l'était déjà de ses douze tantes.

Bien décidé à éviter ce qu'il estimait être une immense calamité, il résolut de s'absenter sous prétexte d'aller à la recherche de son père, dont le silence durait depuis plus de dix ans, et de ne rentrer dans sa famille que lorsque sa femme serait parvenue à un âge qui la mettrait dans l'impossibilité d'augmenter sa progéniture féminine.

Cette séparation fut cruelle pour les deux époux; et particulièrement pour le jeune docteur, qui aimait beaucoup sa femme et idolâtrait ses enfants,

Ses voisins et amis, mis dans la prétendue confidence des motifs de son voyage, ne trouvèrent pas assez d'éloges à prodiguer à ce fils, qui s'arrachait du sein d'une famille adorée, pour aller à la recherche d'un père, lequel, suivant toutes les probabilités, ne devait plus être au nombre des vivants.

IV

LE PÈRE ET LE FILS

Arrivé à Liverpool, le docteur eut la chance d'être engagé en qualité de chirurgien à bord d'un steamer en partance pour les mers de la Chine. Trois mois après, il était à Hong-Kong, et la première personne, à laquelle il s'adressa, lui indiqua la maison de commerce de son père, laquelle était située dans l'une des principales rues de la ville.

L'entrevue du père et du fils fut touchante. Le vieillard versa des larmes sur la mort prématurée de sa femme, qui, si elle avait été une épouse indifférente, avait du moins respecté son nom et s'était conduite comme une excellente mère.

Un nuage sembla passer sur son front, quand il apprit que sa belle-mère et toutes ses belles-sœurs jouissaient toujours d'une excellente santé; et qu'elles étaient devenues de plus en plus égoïstes, acariâtres, paresseuses et jalouses.

« Cependant, gardons-nous de trop les haïr, » dit-il, après être tombé dans une profonde méditation.

Il expliqua ensuite à son fils les motifs de son long silence.

Ayant chargé une goëlette à destination de l'un des groupes d'îles de la Malaisie, il avait été atteint par un typhon, avait perdu tout ce qu'il possédait, et n'avait sauvé sa vie qu'à grand'peine. Recueilli par une barque espagnole, après deux jours de souffrances, il avait été débarqué à Manille dans le dénûment le plus complet. Alors, craignant de laisser deviner les revers qu'il venait d'éprouver, il avait cessé d'écrire à son fils, pour lequel il ne pouvait plus rien, et qui d'ailleurs n'avait plus guère besoin de lui. Plus tard, quoiqu'il eût réussi à rétablir ses affaires, une fausse honte l'avait retenu; et il s'était contenté de caresser l'espérance d'aller un jour surprendre sa famille; car toute son ambition était de retourner en Virginie en emportant assez d'argent pour acheter une propriété, à quelque distance de la sienne, où il pourrait confiner ses douze belles-sœurs, afin de pouvoir finir ses jours en paix chez son fils, et loin de celles qui avaient fait le désespoir de sa vie.

« Cependant, » ajouta le vieillard, « gardons-nous, ainsi que je vous le disais tout à l'heure, de trop détester ces pauvres femmes, produits de l'ignorance inconsciente de leur père, car, à leur insu, elles ont été la cause d'une découverte qui doit faire honneur à son auteur dans tous les siècles des siècles : l'humanité lui élèvera des statues.

Et comme le fils écoutait bouche béante, sans comprendre le sens des paroles du vieillard, celui-ci ajouta qu'il avait immensément souffert, loin de sa maison, de sa femme et de son fils ; et que, pendant les premières années de son exil, le fantôme de sa belle-mère et des vieilles filles le poursuivait sans relâche, dans les longues insomnies de la nuit. Il ne cessait de se demander pourquoi la nature s'était plu à produire, par la même mère, une telle abondance de femmes ? Pendant les loisirs que lui laissaient ses affaires, il passait son temps à étudier les casuistes et les physiologistes des sectateurs de Confucius et de Brahma.

Une nuit, que l'abondance de ses pensées le privait de sommeil, il se sentit frappé d'une idée. Il sauta en bas de son lit, en s'écriant : « Enfin, j'ai trouvé ! Douze femelles et pas un mâle ! une telle monstruosité ne pourra désormais être attribuée à la nature, mais bien à notre propre ignorance. »

Ce fut alors que le fils confessa, en balbutiant, qu'il était lui-même père de six filles. « Ah ! » s'écria le vieillard, en se frappant la poitrine, « c'est ma faute ! c'est ma plus grande faute ! car si je n'avais pas cessé de vous écrire, en apprenant que votre premier né était une fille, je vous aurais envoyé le moyen de ne procréer que des garçons dans l'avenir, si telles avaient été vos intentions. »

Le fils, stupéfait des paroles qu'il venait d'entendre, se demandait si son père jouissait encore de toutes ses facultés, ou si lui-même n'était pas le jouet d'un songe ?

Le vieillard, remarquant bientôt l'hésitation, le doute, qui se reflétait sur le visage de son fils, se leva vivement de son siége, et, étendant la main sur la table où se trouvait une bible, il s'écria : « Je pourrais jurer sur les Saintes-Écritures que vous n'avez procréé que des filles parce que . . . .

. . . . (1).

(1) La bienséance nous obligera quelquefois à suspendre le cours de notre récit, à cause de certaines descriptions qui, sans manquer aux notions les plus élémentaires de la morale, ne sauraient être placées sous les yeux de l'adolescence ; mais nous nous ferons un plaisir d'expliquer le sens, que nous remplaçons ici par

« C'est vrai, mon père », répondit le docteur John, « mais comment avez-vous pu savoir ?...

« Au lieu de filles, vous eussiez procréé des garçons si » . . . .

. . . .

ajouta bientôt le vieillard.

« Est-il possible ! » reprit le jeune homme, « je vous crois, mon père... pourtant s'il me restait quelques doutes, je vous prierais humblement de me les pardonner.

Vous êtes d'autant plus digne de pardon que les physiologistes, dont vous avez dû méditer les ouvrages, à force de se contredire sur un sujet dont ils n'ont jamais su le premier mot, ont réussi à produire une confusion capable de retarder indéfiniment la découverte que je viens de faire, et d'en priver à tout jamais le genre humain.

Le vieillard, redevenu calme, expliqua alors à son fils, qu'étant arrivé à Manille dans une affreuse pénurie, — il avait à peine quelques guenilles pour couvrir sa nudité — il lui avait fallu, pour vivre, faire de la médecine parmi les Indiens dégradés des environs, lesquels, au lieu de lui payer ses visites en argent, préféraient les lui payer en *nature* : c'est-à-dire que ces demi-sauvages lui offraient tout simplement leurs filles.

des points suspensifs, aux personnes qui voudront bien nous faire l'honneur de venir nous demander de plus amples informations.

Bien que le vieux Caton Clamstock eût pratiqué la continence presque toute sa vie, il n'hésita pas à la rompre, dès qu'il s'agissait d'enrichir la science, et de contribuer ainsi au bonheur du genre humain.

Aussi, après trois années de séjour aux îles Philippines, se vit-il le père d'un nombre respectable d'enfants — victimes de la science — pour lesquels il n'éprouvait pas plus de pitié que le chirurgien n'en éprouve pour le cadavre sur lequel il va promener son scalpel ; mais sa lumineuse inspiration avait été largement mise en pratique : sa découverte était sortie du domaine des spéculations pour prendre place dans la réalité des faits.

. . . .

Il fit ensuite observer à son fils qu'il était convenable que celui-ci retournât immédiatement à sa clientèle; que lui et sa femme étaient jeunes encore ; et que, pourvu qu'il suivît ponctuellement ses instructions, il ne procréerait à l'avenir que des garçons.

Le vieillard ajouta que l'établissement qu'il avait réussi à former depuis son retour de Manille, étant en pleine prospérité, il avait résolu de ne pas l'abandonner avant d'avoir refait sa fortune.

Il remit alors à son fils une bonne somme d'argent, des présents pour sa bru et ses petites-filles, et le chargea en outre de leur porter sa bénédiction.

Quand dix ans plus tard, le vieux Caton Clamstock revint en Virginie, il trouva sa famille augmentée de six beaux garçons.

Sa belle-mère et ses douze belles-sœurs étant non-seulement vivantes, mais pleines de santé. Il s'empressa de leur acheter une propriété, à quelques lieues de sa petite ville, et pourvut généreusement à tous leurs besoins.

V

LE DOCTEUR RODOLPHE

Le docteur Rodolphe était né en Normandie. Elève de l'Ecole de pharmacie de Caen et orphelin de bonne heure, il s'était établi dans une petite ville des environs, s'était marié presque aussitôt ; et était devenu successivement père de trois filles de la plus grande beauté, auxquelles il avait fait donner une éducation fort au-dessus de leur position sociale : car il n'avait pas de dot à leur donner.

Bien qu'il souffrît intérieurement de ne pas avoir d'enfants mâles, il aimait éperdûment ses trois filles. Ces dernières venaient d'atteindre l'âge nubile, lorsqu'un accident imprévu vint subitement lui enlever sa femme.

Restées orphelines, ses trois filles continuèrent à faire l'admiration de la petite ville : mais aucun épouseur ne se présentait.

Occupé des soins de sa pharmacie, il ne lui était guère possible de surveiller ses enfants; et celles-ci ne tardèrent pas à devenir victimes de la séduction, et à être entraînées, par leurs propres séducteurs, vers l'infamie : dans le gouffre béant qu'on appelle la grande ville.

Resté seul, il lui fut impossible de supporter la vue de son foyer désert. Il ferma sa maison; et, muni de tout l'argent qu'il avait pu se procurer, il se rendit à Paris dans l'espérance de ramener ses enfants aux sentiments du devoir.

Lorsque, après plusieurs mois de recherches, il parvint à découvrir leurs traces, il apprit que l'une était à Bade avec un lord anglais, qu'une autre était à Naples avec un baron russe, et qu'enfin, la troisième était à Genève avec un boyard.

Il comprit seulement alors combien il avait eu tort de quitter sa maison ; car ses faibles ressources étaient si complétement épuisées, qu'il dut faire, à pied et presque sans souliers, les quarante et quelques lieues qui le séparaient de sa petite ville.

Hélas ! déclaré en faillite pendant son absence, sa maison et ses meubles avaient été saisis à son insu, et devaient être vendus à l'encan le lendemain.

Cette vente produisit le nécessaire pour payer ses créanciers; le surplus, qui lui fut religieusement remis, n'était qu'une somme insignifiante.

Néanmoins, quelques bonnes gens s'apitoyant sur le sort de ce malheureux père, lui offrirent de lui racheter sa pharmacie ; mais, résolu à abandonner le pays, il refusa absolument toute offre de secours.

Quelques heures plus tard, une légère valise sur le dos, un bâton à la main, il prenait tristement le chemin du Hâvre-de-Grâce.

Là, il trouva un navire américain, partant le jour même pour la Nouvelle-Orléans ; et, quand il eut payé son passage d'entrepont, il lui resta à peine quelques francs.

Une terrible tempête atteignit le navire dans le golfe de Gascogne. Arrivé en vue des Açores, quoique l'équipage et les passagers eussent été tenus aux pompes nuit et jour, il fallut se résoudre à abandonner le navire, car il faisait eau de toute part.

Malheureusement, la mer était grosse, les embarcations, mises à l'eau, chavirèrent à l'instant. Lui, excellent nageur, parvint à se saisir d'une épave; mais il eut la douleur de voir disparaître tous ses compagnons.

Après d'horribles souffrances — trois jours passés au milieu d'une mer furieuse, sans boire ni manger — il fut recueilli par un autre navire américain, allant à San-Francisco de Californie.

A bord, il dut travailler pour payer son passage. Sans argent, sans linge, et ne sachant pas un mot d'anglais, au milieu de matelots abrutis et méchants, qui le haïssaient à cause de son éducation supérieure ; ce qu'il souffrit ne saurait être exprimé en aucune langue (1).

Après six mois d'une navigation pénible, — on était resté trois mois au cap Horn, — on venait d'atteindre l'équateur, quand il fut transbordé sur un navire allemand, en route pour les Etats-Unis.

Bien qu'on ne se trouvât qu'à une distance relativement insignifiante de la Californie, pourquoi « l'infortuné » préféra-t-il s'exposer de nouveau à un si long voyage?

C'est qu'il savait que la Nouvelle-Orléans est peut-être la ville la plus meurtrière du globe ; celle où les hommes du Nord sont le plus sûrement

(1) On sait que les équipages des navires américains sont formés de déserteurs de toutes les nations.

décimés, surtout quand ils sont jeunes et robustes; et le docteur, étant doué d'une généreuse et puissante nature, ne pouvait guère échapper au terrible fléau de la fièvre jaune.

Il ajouta, qu'ayant horreur du suicide, —qu'il nommait la suprême ressource des insensés ou des lâches—il espérait se débarrasser d'une vie désormais inutile, sans commettre le plus lâche des attentats, le plus grand des crimes. Il supposait d'ailleurs que la profonde dépression morale, à laquelle il était en proie depuis la perte de sa famille, aussi bien que son extrême pénurie, ne manquerait pas d'être un précieux auxiliaire de la maladie endémique,

Mais les souffrances matérielles et même corporelles qu'il lui avait fallu endurer à bord du navire qui l'avait recueilli, avaient, en quelque sorte, neutralisé les effets des souffrances morales qu'il avait paru supporter avec tant de courage en France. Les luttes de tous les instants — et il était doué d'une force herculéenne — qu'il avait eu à soutenir contre de véritables brutes, dont l'image des fauves ne saurait donner qu'une idée affaiblie, et desquels il s'était trouvé si longtemps le subordonné, le souffre-douleurs et presque l'esclave, avaient exalté l'énergie incomparable dont la nature s'était plu à le douer. En un mot, il s'était raidi contre les coups du sort et révolté contre l'humanité, qu'il venait, bien malgré lui, de contempler dans sa partie la plus abjecte.

Il était dans ces dispositions d'esprit, quand le navire allemand le mit à terre à Richemond, capitale de la Virginie.

Il savait que la France porte chaque année à son budget une certaine somme pour soulager les infortunes de nos compatriotes à l'étranger; et, se trouvant dans le besoin le plus extrême, il n'hésita pas à se présenter devant le consul français.

Mais celui-ci, voyant que l'infortuné n'avait aucun papier, lui tourna tout simplement le dos.

Par bonheur, le capitaine du navire allemand, sur lequel il avait été relativement bien traité, consentit à l'employer à décharger et à charger son navire ; si bien que, quelques semaines plus tard, il put se mettre en route pour franchir les trois cents lieues qui le séparaient encore de la Nouvelle-Orléans.

Un soir qu'il faisait très-sombre, et que, par une route étroite, il allait atteindre les premières maisons d'une petite ville, — absorbé sans doute par les souvenirs de sa vie passée, — il n'entendit pas les avertissements d'un cocher, qui conduisait au galop une voiture de maître, et lui criait de se garer. Il éprouva bientôt une vive douleur et perdit connaissance. Les chevaux l'avaient renversé et la voiture lui avait passé sur le corps.

Cet événement devait décider du reste de sa vie.

Quand il revint à lui, quoique fort courbaturé, il éprouva la sensation délicieuse de se trouver dans un bon lit; dans l'âtre brillait un feu clair.

Deux hommes étaient assis auprès de lui. L'un était un vieillard au front chauve et déjà courbé par son grand âge; l'autre paraissait avoir plus de cinquante ans, bien qu'il n'en eût guère que quarante. Le plus âgé des deux était le docteur Caton Clamstock, celui qui avait découvert le secret de la conception, et le plus jeune était son fils, le docteur John.

Celui-ci expliqua alors à son hôte que lui-même et son père étaient dans la voiture qui l'avait mis dans ce triste état; et que, quoique le cocher eût été la cause involontaire de l'accident, son père et lui avaient cru devoir le faire transporter dans leur propre maison, où il serait soigné comme un membre de la famille jusqu'à son entier rétablissement. Il ajouta d'ailleurs que, bien que ses blessures fussent douloureuses, elles n'étaient pas graves, et qu'elles n'exigeraient que quelques semaines de soins et de repos.

Ces messieurs avaient profité de son long évanouissement pour examiner ses blessures et poser le premier appareil.

Le patient ne tarda pas à éprouver un mieux sensible; ce qui y contribuait surtout, c'était d'entendre ces deux messieurs parler le français avec une grande facilité, bien qu'avec un léger accent exotique.

Néanmoins, une fièvre violente se déclara le lendemain, et bientôt le blessé fut en proie au délire. Il croyait parler tantôt à sa femme et tantôt à ses trois filles, qu'il ne tardait pas à accabler de malédictions...; puis aux racoleurs du grand monde, qu'il accusait de n'avoir séduit ses filles que dans le but de les précipiter dans l'abjection. Ensuite, il se mettait tout à coup sur son séant et cherchait à lutter contre des ennemis invisibles ; puis il retombait lourdement sur son oreiller, en s'écriant : « Lâches brigands ! ils sont dix contre un. »

Quand cessa le délire, le père et le fils, qui restaient l'un ou l'autre constamment au chevet de leur patient, savaient par cœur les principaux évènements de son histoire.

Le vieillard dit un jour à celui-ci : « Vous êtes chez Messieurs Clamstock, et ils sont fort désireux de savoir votre nom. »

Le patient ne fit aucune difficulté pour raconter son histoire ; mais quant à son nom, il déclara ne plus vouloir le porter, puisque ce nom, jusque-là respecté, était maintenant traîné dans la fange de la grande ville par trois malheureuses... Il ajouta, après un moment de silence, que les soins affectueux, dont il était l'objet dans cette maison bénie, lui avaient rendu l'espérance, en lui faisant comprendre ce à quoi il n'avait jamais songé : qu'à celui qui a perdu sa famille, il reste la grande famille de tous, c'est-à-dire l'humanité.

« Eh ! puisqu'il en est ainsi, » dit gaîment le docteur John, qui venait d'entrer, « je désire être votre second parrain ; vous vous nommerez le docteur Charles Rodolphe, en souvenir d'un excellent ami, qui n'est, hélas ! plus de ce monde, et qui est mort sans postérité. Surtout, que le titre qui se trouve attaché à ce nom n'aille pas vous effrayer, car étant déjà pharmacien de profession, il nous sera facile de vous faire obtenir le diplôme de docteur dans l'une des écoles de médecine de la Pensylvanie (1).

Et comme le nouveau Rodolphe exprimait son étonnement de se voir traité d'une manière si affectueuse..., il fut interrompu par ces deux messieurs qui, lui dirent-ils, avaient aussi cruellement souffert par la même cause ; *une surabondance de filles*, et que cette circonstance lui avait promptement gagné une sympathie aussi profonde que durable.

Le nouveau Rodolphe était attendri. Il ne put retenir ses larmes — les premières qu'il eût versées depuis son départ de France ; mais celles-ci étaient presque des larmes de joie.

(1) On sait qu'il n'y a pas en Pensylvanie moins de onze écoles de médecine, qui toutes ont le droit de délivrer des diplômes.

Dès que la convalescence fut arrivée, il se promenait, appuyé sur le bras du vieillard, qui lui tenait presque toujours compagnie. Celui-ci lui raconta maintes fois l'histoire de sa vie, ses longues et nombreuses pérégrinations dans l'Asie centrale et les archipels de la Malaisie, son naufrage, et enfin son séjour à Manille ; comment il avait eu la chance d'expérimenter sa découverte sur une large échelle. Il oubliait rarement de parler de ses douze belles-sœurs qui, disait-il, avaient été la cause de sa fameuse découverte, « le secret de la conception », sur lequel, et sans le divulguer encore, il édifiait des théories, aux horizons sans limites, sur le bonheur qu'une telle découverte ne manquerait pas d'apporter au genre humain et surtout aux classes les plus pauvres de la société. Il terminait presque invariablement ses discours, déjà séniles, en prédisant que l'humanité lui élèverait un jour des statues. « Ah ! » s'écriait-il quelquefois, « il ne m'aura pas fallu brûler mon temple d'Ephèse pour rendre mon nom à tout jamais immortel !

D'autres fois, le vieillard faisait remarquer à son ami la beauté de ses petites-filles, la force et la santé de ses petits-fils. « Voilà, » disait-il, « les premiers fruits de notre immense découverte ! » Puis il developpait quelquefois un cours complet d'hygiène pratique . . . .

Mais revenant bientôt à son sujet favori, il lui faisait écrire sous sa dictée les conséquences probables de sa découverte, et que le lecteur trouvera plus loin (1).

— Le docteur John avait prié le nouveau Rodolphe de prendre la direction de son laboratoire — on sait que dans les pays peu habités, les médecins doivent préparer eux-mêmes les médicaments qu'ils prescrivent à leurs malades, — il lui remit aussi les ouvrages de médecine les plus nécessaires, le dirigea dans l'étude des langues vivantes, et lui disait quelquefois que son vieux père avait des vues sur lui.

En outre, le nouveau Rodolphe se chargea des comptes de la maison dont il ne tarda pas à devenir l'économe.

Un jour, qu'il faisait avec le vieillard leur promenade habituelle autour de la plantation, celui-ci lui raconta, que dans une de ses excursions dans l'Asie centrale, il avait séjourné plusieurs mois au milieu d'une tribu presque sauvage, dont la plupart des membres atteignait à l'âge des patriarches, selon la Bible. Persuadé qu'il ne peut y avoir d'effet sans cause, il résolut de pénétrer à tout prix leur secret. Ce qui était le plus extraordinaire à ses yeux, c'est que la plupart des maladies, qui

(1) Voyez pages 50 et suivantes.

frappent l'humanité, leur étaient à peu près inconnues. Cependant la petite vérole, à l'état épidémique, venait périodiquement décimer la tribu. Le vieux docteur leur enseigna la vaccine ; et, en récompense, le chef de la tribu, qui avait vu plus de cent vingt hivers, lui confia le secret qui faisait la force et la prospérité de la peuplade. . . . . . .

. . . .

Le vieux Caton, qui était d'une constitution faible, s'empressa de suivre les conseils du chef de la tribu, et ne tarda pas à en éprouver une notable augmentation de force : il était persuadé que s'il eût connu plus tôt ce principe hygiénique, et qu'il l'eût mis en pratique dès sa tendre jeunesse, sa vie eût égalé en longueur celle des habitants de la mer.

Rodolphe renaissant à une vie nouvelle, tâchant d'oublier ses malheurs passés et jusqu'à son ancien nom, se trouvait un autre homme, dans cette honnête et heureuse famille qui pourtant fut bientôt attristée par la mort de son vénérable chef ; un jour, le docteur Caton Blamstock fut trouvé mort dans son lit.

La mort inattendue du vieillard sembla rendre Rodolphe de plus en plus cher au docteur John, qui le présenta bientôt à l'une des Universités les plus renommées de la Pensylvanie et, sous son nouveau nom, lui fit obtenir le diplôme de docteur en médecine.

Dès lors, celui-ci suppléa son bienfaiteur dans les longues courses, que John devait faire pour visiter les malades, qui demeuraient à de grandes distances ; car, depuis la mort du père, la santé du fils semblait décliner de jour en jour.

Cinq ans s'étaient écoulés depuis son entrée dans cette maison hospitalière; et, grâce aux bons soins, à l'affection dont il était l'objet aussi bien qu'aux pratiques des prescriptions hygiéniques, qu'il tenait de son vieux bienfaiteur, il se trouvait rajeuni de dix ans. Prédisposé à la calvitie, il en avait vu les symptômes disparaître peu à peu et une nouvelle chevelure blonde se mêler à la première, à peine argentée par quelques filets blancs. On lui aurait à peine accordé trente-cinq ans et pourtant il en avait plus de quarante-cinq.

Un jour que le docteur John paraissait plus accablé qu'à l'ordinaire, il prit Rodolphe à part et lui dit : que son père l'avait choisi pour en faire le seul dépositaire de sa découverte — parce que son fils — le docteur John — n'avait encore que des fils en bas âge — avec la mission de parcourir les États de l'Amérique du Sud, et de continuer là, les « expériences » avec des femmes de tout âge et de toute race, qu'il est plus facile d'y rencontrer que partout ailleurs.

Rodolphe protesta qu'il désirait ne jamais se séparer de son bienfaiteur.

« Merci, mon ami, » répondit le docteur John, en lui tendant la main, et en laissant échapper un profond soupir : « Je crains que la mort ne se charge bientôt de nous séparer; prenez ceci, » ajouta-t-il, en lui présentant des papiers sous enveloppe; « ce sont les instructions que mon cher et honoré père a jugé à propos de vous laisser. Dans cette envloppe vous trouverez la révélation du secret de sa découverte dont vous allez être le seul dépositaire. Il y a là une somme assez ronde, qu'il vous a léguée, représentée par un chèque sur une banque de Richemond. »

. . . .

. . . .

« Ah! » s'écria Rodolphe, en se frappant le front, après avoir pris connaissance des papiers qu'il venait de recevoir, « Si j'avais su cela à l'époque de mon mariage, j'aurais peut-être eu une fille, mais il est certain que j'eusse auparavant procréé deux garçons. Je serais encore dans ma Normandie, entouré de mes petits enfants; et il essuya furtivement une larme.

Les tristes prévisions du docteur John ne furent que trop tôt réalisées; il mourut subitement de la rupture d'un anévrysme. Il était depuis longtemps atteint d'une maladie de cœur.

Quelques jours après cet évènement, Rodolphe prit congé de la famille de son bienfaiteur; et prit passage à New-York pour la Vera-Cruz. Il avait résolu de commencer, par le Mexique, son odyssée dans les Amériques espagnoles.

VI

L'ODYSSÉE DU DOCTEUR RODOLPHE

Extrait du testament et des instructions du vénérable docteur Caton Blamstock.

Mon cher docteur et ami Rodolphe,

. . . .

. . . .

Je mourrai en professant la plus grande amitié pour votre personne, et la plus sincère estime pour le désintéressement et la noblesse de votre caractère. J'ai bien des fois béni notre heureuse rencontre; et je ne puis m'empêcher de croire que la Providence, en vous donnant la force de survivre à la perte de tous ceux que vous aimiez, et en vous gardant ensuite contre votre désespoir, au milieu de tant de périls, avait certainement des vues sur vous qu'il me sera donné d'accomplir.

Comme moi, comme mon fils chéri, vous avez terriblement souffert d'un surplus de filles et de l'absence de tout enfant mâle. Cette circonstance me fait espérer que vous apprécierez à sa juste valeur l'importance du secret que je vais vous confier. Je compte que le séjour que vous avez fait dans notre famille doit vous avoir quelque peu réconcilié avec l'humanité, que vous aviez eu le malheur de connaître sous sa forme la plus hideuse, et qu'il vous sera doux de songer que, par la publication de ma découverte — quand vous vous serez assuré par vous-même de sa précieuse efficacité — les générations futures seront exemptes du plus grand des maux, dont nous avons tant souffert nous trois : celui qui a engendré partout le vice, la misère, tous les désordres et les malheurs qui ont de tout temps assailli les classes laborieuses, et, dès les premiers âges du monde, ont amené la dégénérescence et la ruine des sociétés et des empires.

Vous êtes encore dans la force de l'âge; doué d'une constitution exceptionnellement robuste; d'une énergie rare, jointe à une intelligence peu commune; dégagé, comme vous l'êtes, de tout lien terrestre, j'ai jugé, dès les premiers jours, que vous êtes l'homme dont j'avais besoin pour mettre le dernier sceau à ma précieuse découverte du secret de la conception, que je vais vous dire ci-après ; et cela, sous la seule condition de le publier sous mon nom, en y joignant celui de mon bien-aimé fils et le vôtre. Pardonnez à la faiblesse d'un vieillard, déjà courbé vers la tombe ; je mourrai avec moins de regret en songeant que j'ai accompli quelque chose pour l'humanité ; et que mon nom sera universellement béni par les générations futures.

. . . .

Voici le secret de ma découverte :

Quand vous désirerez procréer des enfants, mâles, vous . . . .

. . . .

Lorsque au contraire votre intention sera de procréer des filles, vous . . . .

. . . .

Aussitôt que vous aurez pris connaissance de ce codicile, jetez-le au feu ; car ma volonté dernière est que ma découverte reste secrète jusqu'au jour où il vous sera donné de la publier sous les conditions déjà énoncées.

Le docteur Rodolphe s'établit d'abord à Mexico, mais il fut très-sobre de détails, sur les événements de son séjour dans la capitale du Mexique. Cependant, il me confia qu'il rendit mère d'un garçon puis d'une fille, une veuve déjà sur le retour. Il obtint le même résultat avec une fille âgée de moins de quinze ans (1).

(1) On sait qu'au Mexique les jeunes filles sont nubiles entre neuf et treize ans.

Il n'hésita point à donner son nom à ces innocentes créatures « victimes de la science » — qui furent placées en nourrice à quelques lieues de la capitale.

Son séjour à Mexico avait duré trois ans. Il avait pénétré dans la meilleure société, lorsque, pour une cause qu'il me laissa ignorer, il jugea à propos de reprendre son voyage.

Après avoir pourvu aux besoins ultérieurs de ses quatre enfants, qu'il s'était pris à aimer, mais dont il lui était impossible de se faire suivre, il prit le chemin de Mazaltan, muni de pressantes lettres de recommandation pour les principaux habitants de presque toutes les grandes villes de l'Amérique du Sud.

Arrivé à San-Francisco, il fut pris du désir de visiter les mines d'or de cette contrée exceptionnelle, mais sans intention d'y prolonger son séjour. Ce fut là que j'eus la chance de le rencontrer pour la première fois, ainsi que je l'ai rapporté page 9.

Je l'accompagnai jusqu'au steamer qui devait le porter à Panama, d'où il comptait se rendre à Guayaquil et de là à Quito. Qui eût songé alors que, sept ans plus tard, nous devions nous retrouver à Saint-Thomas dans de si tristes circonstances?

Les lettres dont il était porteur, provenant de

membres influents d'une société fameuse et jusqu'ici toute-puissante dans les pays d'origine espagnole, il fut reçu à Quito, avec une bienveillance toute particulière, par les membres de l'ordre auxquels il se trouvait spécialement recommandé. On lui meubla une maison ; on lui donna des domestiques, sur la discrétion desquels il pouvait se reposer; puis on le présenta dans les familles les plus distinguées de la ville comme un savant docteur, voyageant pour voir le monde et s'instruire.

Tout se passa en famille : les journaux ne s'occupèrent point de lui et ne parlèrent jamais de son arrivée.

Quoiqu'il n'eût parlé à personne de sa spécialité, tous les gens intéressés aux résultats de la découverte, dont il était le possesseur, en furent bientôt instruits. Ses amis improvisés savaient par cœur les plus intimes secrets des principales familles du pays. Ils avaient soin de faire savoir que le savant docteur ne consentirait à s'occuper que des seules personnes à lui recommandées par ses nouveaux amis. Il refusait absolument toute espèce de rémunération pécuniaire; mais il ne pouvait moins faire que d'admettre des présents qui étaient souvent de la plus grande valeur.

Dans les cas extrêmement rares où il ne devait pas payer de sa personne, ses prescriptions étaient tellement mêlées de régime alimentaire, de philtres et de pratiques superstitieuses, qu'il lui fut toujours possible de ne pas divulguer son secret.

On ne manqua pas de lui présenter nombre de femmes jusque-là stériles; et il ne manqua pas de leur promettre des enfants de l'un ou de l'autre sexe, selon leur désir, et desquels la provenance restait ensevelie dans le plus profond secret entre lui et ses gracieuses clientes. Comme son vieux bienfaiteur, lui aussi, àvait été frappé d'une idée et même de plus d'une.

Les femmes qui avaient reçu ses soins, et chez lesquelles il n'avait pas trouvé de dispositions favorables à la procréation, devaient avoir recours à la chirurgie ; mais, selon l'expérience acquise, ces cas étaient extrêmement rares; et il n'évaluait guère qu'à 10 p. 100 le nombre des femmes, jusque-là stériles, qui peuvent se trouver dans cette alternative.

Le cas le plus extraordinaire, qu'il lui fut donné de rencontrer dans cette dernière catégorie, fut celui d'une dame de Buénos-Ayres, déjà sur le retour, et qui, grâce à ses soins, après vingt années de mariage, mit heureusement au monde un gros garçon : la dame en était à son quatrième époux.

Quand, au bout de quelques mois, les familles qu'il avait bien voulu favoriser virent leurs désirs accomplis, les cadeaux somptueux devinrent de plus en plus nombreux. S'il eût été avide de richesses, il lui eût été facile d'amasser une grande fortune.

A Lima, la capitale du Pérou, il reçut la même enthousiaste réception. Ici, une dame vint lui demander une prescription contre une fertilité extrême : elle accouchait chaque année de deux ou trois jumeaux dont aucun ne vivait, ou naissait d'abord à peine viable. Cette fois le docteur demanda quelques jours de réflexion, et, une seconde idée ayant jailli de son cerveau, la cliente cessa pour toujours d'avoir des accouchements multiples, et donna ensuite le jour à des enfants viables et bien formés. . . . .

. . . .

Ce fut dans la même ville qu'il eut l'occasion de vérifier l'excellence et la justesse des idées de son vieux bienfaiteur, non-seulement avec des métis, mais avec des Chinoises et des négresses de race extrêmement pure. Là, il reconnut que ni l'âge ni la race n'étaient un obstacle à la procréation de l'un ou de l'autre sexe *à volonté;* car, grâce à l'intelligence de l'expérimentateur et au pouvoir de l'argent, il avait fait ou fait faire toutes ces expériences presque devant ses yeux . . . .

. . . .

De Lima, après avoir visité le Chili sans éprouver le désir de s'y fixer, il passa à Buénos-Ayres, où il s'établit temporairement, et de là, à Rio-Janeiro, où la continuation de ses expériences — excepté le cas rapporté plus haut — ne lui apprirent rien de nouveau, et ne firent que confirmer ses précédentes découvertes. Fatigué des amours exclusivement charnelles, ayant amassé quelque fortune, ses pensées le reportèrent alors vers sa Normandie.... Quel avait pu être le sort de ses trois filles?

Ces idées le ramenèrent promptement à Paris, où, après quelques semaines de recherches, il fut bientôt convaincu qu'il ne pouvait rien faire pour elles, vu que d'ailleurs elles n'avaient aucun besoin de lui : l'aînée était entrée en religion ; la seconde était morte à l'hôpital ; et la troisième avait un riche baron russe, dont elle était devenue l'héritière.

Résolu à tenir la promesse, qu'il avait faite à ses bienfaiteurs, de publier leurs découvertes, maintenant complétées par les siennes propres, il résolut pour cet objet de se fixer à Paris. A cet effet; il plaça ses capitaux dans plusieurs banques et entreprises industrielles, et prit ensuite le chemin du Mexique, où il comptait retrouver les quatre enfants qu'il y avait laissés — et dont il était depuis longtemps sans nouvelles — afin de les amener à Paris, où ils seraient les compagnons de sa vie et la joie de sa maison.

Il n'ignorait pas que les vicissitudes de la politique,dont le Mexique souffre depuis si longtemps, avaient obligé le gardien de ses enfants à se retirer dans le Yucatan. Il prit donc le chemin de ce dernier pays. A son arrivée à Mérida, il eut la douleur d'apprendre que ses quatre enfauts étaient morts depuis trois mois d'une fièvre maligne, à laquelle les médecins de l'endroit n'avaient pas pu donner de nom. Presque tous les enfants de la petite ville avaient succombé à cette terrible épidémie.

Désormais seul au monde, il résolut d'aller rendre visite à la famille de ses bienfaiteurs, avec laquelle il était resté en correspondance suivie. Il pensait que là, il lui serait facile de préparer la publication du grand ouvrage qui, dans son opinion, devait immortaliser la mémoire de ses bienfaiteurs et la sienne.

Pour cet objet, il s'était embarqué sur une goëlette à destination de Saint-Thomas, et, dans cette dernière ville, il comptait prendre le vapeur américain de la ligne de Rio-Janeiro pour se rendre à New-York, et de là en Virginie.

Le capitaine du petit navire, se voyant dans l'impossibilité de résister plus longtemps à la furie de l'ouragan, et se trouvant presque en vue du port de sa destination, avait fait manœuvrer de manière à être jeté sur la plage sablonneuse; mais, dans ce moment critique, le gouvernail s'étant brisé, le frêle esquif avait été lancé contre les rochers et mis en pièces. On sut plus tard que, de tous ceux qui étaient à bord de la goëlette, le docteur seul avait échappé à la mort.

Mon ami termina son récit en ajoutant qu'il remerciait Dieu d'avoir permis qu'il survécût à ses compagnons; mais qu'il était profondément affligé de la perte de ses papiers, aussi bien que d'une somme considérable qu'il avait en portefeuille.

VII

LES IDÉES DU DOCTEUR CATON CLAMSTOCK

Sauf la douleur, qu'il ressentait de temps en temps du côté gauche, le docteur se trouvait tout à fait bien. Sa gaieté était revenue ; et, pendant les quelques semaines que nous passâmes à Saint-Thomas, nous vivions comme deux frères, prenant nos repas ensemble, couchant dans le même appartement et presque dans le même lit. Peu à peu notre intimité devint si profonde, qu'il me proposa de ne plus nous quitter. Il me pria de devenir son compagnon et de l'aider, en qualité de secrétaire, dans la grande publication qu'il avait en vue, laquelle, dans le cas où elle ne produirait pas tous les fruits qu'il se croyait en droit d'en attendre, il lui restait encore une fortune suffisante pour nous faire vivre tous deux dans l'aisance à Paris.

Il fut convenu que je l'attendrais à la Havane pendant qu'il se rendrait au Mexique, en quête des sommes, que neuf ans auparavant, il y avait placées, pour ses jeunes enfants, à son départ pour San-Francisco. Là, il avait des amis puissants avec lesquels il était resté en correspondance ; et, qu'à son retour, après une visite à ses amis de la Virginie, nous nous rendrions à Paris, où, ainsi que je crois l'avoir déjà dit, il avait laissé la plus grande partie de sa fortune.

Lorsque nous nous séparâmes, à la Havane, la douleur qu'il n'avait cessé d'éprouver au côté gauche, devenait de plus en plus aiguë et reparaissait à de plus courts intervalles.

Au moment où je lui serrai une dernière fois la main sur le steamer de la Vera-Crux, il m'assura que son absence ne pouvait durer plus de trois mois, mais que dans le cas où elle se prolongerait, sans qu'il m'en eût fait savoir la cause, je devrais supposer qu'il n'était plus de ce monde, et me considérer comme l'unique dépositaire des secrets qu'il m'avait confiés, et que, dans le cas où je ne croirais pas devoir en faire la publication, il me fît promettre de les confier à un autre, sous les mêmes conditions que je les avais reçus : *de les publier sous les noms* des trois hommes qui avaient contribué à leur découverte.

J'eus de la peine à retenir mes larmes en suivant des yeux le sillage du navire qui emportait mon ami vers le Golfe du Mexique.

Dans la solitude où je me trouvais depuis son départ, je passais et repassais dans ma mémoire les faits qu'il avait recueillis dans ses longues et patientes investigations. Je lisais et relisais les notes qu'il m'avait fait prendre sous sa dictée. Il m'avait aussi dicté de mémoire quelques notes qu'il avait lui-même écrites autrefois sous celle du vieux docteur Caton Clamstock. Le lecteur nous saura sans doute gré de lui faire connaître quelques-unes des idées du vieux savant sur les conséquences probables de sa merveilleuse découverte.

« Le trop grand nombre de femmes semble avoir été considéré comme un malheur public, dès les premiers âges du monde ; car les anciens sages considérait la femme avec un mépris fort peu déguisé et lui infligeaient les plus durs traitements. Pour pallier les maux incalculables, produits par cette surabondance fatale, les patriarches pratiquaient la polygamie, et la polygamie était d'origine divine suivant les lois de Moïse. Les Chinois jetaient et jettent encore, sans pitié, leur surplus de petites filles dans leurs rivières. Les Mahométans les emprisonnent dans leurs harems pour s'assurer de leur chasteté. Le plus grand des législateurs du Moyen-Age (Louis IX) envoyait dévotement au bûcher ou au gibet les malheureuses convaincues d'avoir fait commerce de leurs charmes. Les catholiques enfermaient et enferment encore dans leurs couvents le trop plein de leurs filles ; mais depuis que le catholicisme n'est plus l'unique confession chrétienne, et surtout, depuis que la doctrine de la libre pensée a été préconisée par l'école philosophique du dix-huitième siècle, ce moyen, qui d'ailleurs ne fut jamais d'une efficacité absolue, a perdu et perdra de plus en plus de son utilité pratique ; et aujourd'hui la société aussi aveugle que sceptique des deux mondes, en est réduite à pratiquer « le laissez faire, laissez passer », pendant que les oisifs des hautes classes fomentent ou entretiennent la prostitution et jettent aux pieds de créatures aussi avides que dissolues, non-seulement le patrimoine de leurs enfants, mais les dépouilles arrachées à d'honnêtes commerçants ou à de pauvres travailleurs, au moyen de l'exaction ou du vol, grâce à cet antre privilégié qu'on appelle « la bourse » ; et le flot de la dépravation monte, et il monte fatalement, apportant la dégénérescence physique et morale qui doit les engloutir dans un océan de boue : comme les anciens peuples et les sociétés qui ont disparu ». . . . .

. . . .

« Supposons — ma découverte ayant été rendue publique — que, par la coopération volontaire des hommes sérieux, qui désirent leur propre bien-être et le bonheur de leurs enfants, le nombre des naissances d'enfants du sexe féminin soit diminué de vingt ou vingt-cinq pour cent; et, avant qu'un quart de siècle se soit écoulé, il n'y aura pas de jeune fille qui ne trouve un mari et conséquemment sa place dans la société. »

« Sans le plus léger choc, par la plus simple et la plus pacifique des révolutions, l'état actuel de la société se sera graduellement modifié. »

« Une réforme radicale aura été accomplie sans empiéter sur les droits ou la liberté personnelle de qui que ce soit, sans avoir fait verser une goutte de sang ni couler une larme. »

« On verra bientôt que faute de délinquentes ou de néophytes le travail des prisons ou celui des communautés religieuses cessera de faire une concurrence aussi désastreuse qu'inégale au travail de la mère de famille. »

« Nous cesserons d'entendre les plaintes aussi scandaleuses qu'injustes des ouvriers des villes, sur l'admission de leurs filles ou de leurs sœurs dans les emplois publics ou les manufactures. »

« Le travailleur des villes ou celui des campagnes ne verra plus l'ange gardien de son foyer devenir la victime d'un libertin de bas étage ou le passe-temps d'un riche désœuvré; car chacune de ces fragiles et charmantes créatures trouvera un mari, un protecteur, auquel elle sera d'autant plus chère que celui-ci ne rencontrera plus à chaque pas les agaceries des créatures déchues qui, ayant pleine conscience de leur indignité, sont à tout jamais les ennemies du repos et de la vertu des honnêtes femmes. »

« La mère de famille repoussera avec dédain ces coûteux attirails de toilette, aussi disgracieux qu'extravagants, pour l'acquisition desquels elle a trop souvent détruit l'aisance de la famille, parce qu'elle n'aura plus à rivaliser avec des prostituées et à leur disputer l'amour de son mari et l'avenir de ses enfants. »

« Quand les modernes Aspasies, ces impurs et âpres excitants du tapis vert et du crime, ces sujets permanents de la banqueroute et de la honte, auront disparu faute de *néophytes*, l'insatiable avidité des traitants et des pervers s'évanouira peu à peu; et avec elle, cet égoïsme calculé, cette soif ardente de richesse qui les dévore, car désormais ces amas de bien mal acquis n'auraient plus ni emploi ni objet. »

« Non-seulement les procès civils, qui viennent

nous révéler périodiquement l'état morbide de la société, mais les horribles tragédies qui encombrent les cours d'assises de leurs effroyables méfaits, deviendront de plus en plus rares; car, dans le plus grand nombre des cas, si l'on cherche le mobile, l'instigateur ou tout au moins la cause indirecte du crime, on trouvera la femme tombée; ce produit aussi monstrueux qu'inconscient de la surabondance de son sexe ». . . . .

. . . .

Un jour — c'était à une table d'hôte — un missionnaire Mormon, à qui l'on reprochait la polygamie, pratiquée par ses coreligionnaires, s'écria d'une voix de stentor : « Il me sera facile de vous prouver que vous êtes plus polygames *que les saints du dernier jour*; car, s'il a paru convenable au fondateur de notre religion d'établir la collectivité dans le mariage, il n'a fait que retourner à la loi de Moïse; et cela dans le but de supprimer la mendicité et la prostitution. Son objet humanitaire, vous le savez tous, a été ponctuellement réalisé; car, parmi nous, messieurs, il n'y a ni femmes perdues ni mendiants. Mais quel but philanthropique vous sera-t-il possible d'assigner à la polygamie, que dis-je? au libertinage traditionnel ouvertement pratiqué par le plus grand nombre peut-être de ceux qui m'écoutent? En effet; quel est le membre des hautes classes de la société et même des moyennes, qui n'entretient pas une ou plusieurs maîtresses en ville ? Ceux qui donnent des palais ou des appartements à des parasites dépravées ne pratiquent-ils pas la plus coupable et la plus désastreuse des polygamies ? Si fait, messieurs, car il est notoire que, dans le plus grand nombre de cas, la femme et les enfants de l'entreteneur seront privés du nécessaire afin de satisfaire les caprices de ces courtisanes avilies !

« Eh bien, messieurs, je vous le demande avec la sincérité la plus entière : y a-t-il quelqu'un ici capable de nous signaler un but humanitaire dans cette polygamie, malheureusement entrée dans vos mœurs depuis tant de siècles? Non, messieurs, et je comprends que vous gardiez le silence, puisque son seul mobile n'est que la satisfaction de désirs charnels aussi dépravés que grossiers, et que j'appellerai, moi, une maladie endémique de l'âme, dont le résultat le plus palpable est de transformer vos descendants en misérables pygmées ! ».

« Il y a beaucoup d'exagération dans ce que nous venons d'entendre », dirent quelques-uns.

« Sans doute, mais il y a beaucoup de vrai », murmurèrent quelques-autres.

« Trop de filles ! trop de filles ! » se dirent le plus grand nombre.

« Permettez-moi d'ajouter une remarque purement philosophique, messieurs », reprit le Mormon, « si le divin législateur, en abolissant la polygamie, eût indiqué le moyen de limiter la naissance d'enfants du sexe féminin, la polygamie se fût éteinte en compagnie du libertinage pratiqué par les heureux de ce monde, et le Mormonisme n'eût jamais existé.

Plus de six mois s'étaient écoulés depuis le départ de mon ami, et je désespérais déjà de jamais recevoir de ses nouvelles, lorsque, un soir que j'étais assis sur un banc de le promenade si fréquentée d'Isabelle II, un petit homme vêtu de noir, maigre et déjà courbé par l'âge, après m'avoir considéré quelques instants en silence, s'approcha poliment, et, après s'être assuré de mon nom et de ma profession, me fit savoir qu'un moine, arrivé du Mexique depuis quelques jours, avait une importante communication à me faire. Il m'invita ensuite, de la part du voyageur, à aller faire une visite à ce moine dans l'église de Belen, qui est celle des pères jésuites à la Havane.

Ayant été exact au rendez-vous que le petit homme noir m'avait donné, je trouvai là, le moine voyageur, et je fus aussitôt informé de la mort du docteur Rodolphe, arrivée quelques semaines auparavant. Une attaque de paralysie avait été la cause de son silence envers moi. Le moine termina en ajoutant qu'il m'avait légué quelques centaines de piastres, dont lui-même était porteur, et qu'il me remit immédiatement. C'était environ le double de la somme que je pouvais avoir dépensée pour mon ami, dans l'état de détresse où je l'avais rencontré à Saint-Thomas.

VIII

LE DÉPOSITAIRE ACTUEL

En entendant révéler le secret de la conception, un homme scientifique, nourri des contradictions sans nombre de nos physiologistes modernes, n'eût pas manqué d'éprouver certaines perplexités ; mais moi, qui n'étais qu'un profane, j'aurais pu m'écrier : « c'est tout à fait conforme à la pratique. » En effet, me remémorant aussitôt les circonstances dans lesquelles deux garçons d'abord, et trois filles ensuite avaient été procréés pendant les quinze années que dura mon mariage, je ne pouvais garder le moindre doute sur la réalité de la découverte.

Les physiologistes affirment que deux tout jeunes gens, surtout s'ils ne sont pas robustes, produiront invariablement des filles — assertion presque toujours vérifiée — et cependant je n'avais que vingt-quatre ans et ma femme n'en avait pas seize. Je n'étais pas robuste et elle était d'une constitution extrêmement faible : pourtant je devins successivement père de deux garçons dans les trois premières années de notre mariage.

Plus tard, dans la période qui s'écoule entre trente et quarante ans — étant tous les deux arrivés à la force de l'âge, et nous trouvant — toujours suivant les physiologistes — dans une situation éminemment favorable à la procréation d'enfants du sexe masculin, je devins successivement père de trois filles; et pourquoi ne pas l'avouer? à ma grande mortification !... C'est que j'avais inconsciemment pratiqué les instructions du docteur Caton Clamstock, comme tant d'autres peuvent le faire et le font tous les jours; mais, comme des aveugles, incapables de distinguer la lumière de l'obscurité. . . . .

. . . .

Si l'on se place exclusivement au point de vue purement scientifique, on saura gré aux trois hommes, bientôt illustres, dont je ne suis que le très-humble continuateur, d'avoir mis fin aux incertitudes et aux contradictions des physiologistes. Il sera d'ailleurs donné à tous de comprendre pourquoi le secret de la conception n'a pas été découvert plus tôt. On comprendra qu'il n'aurait peut-être jamais été retrouvé, s'il eût été donné à son actuel, et jusqu'ici unique possesseur de l'emporter dans la tombe : dire jamais, n'est point trop exagérer, si l'on songe au nombre des philosophes et des penseurs qui l'ont cherché en vain pendant tant de siècles !

Quoique désireux de remplir la promesse faite à mon ami, je reculai bientôt devant les difficultés qu'offrait une telle entreprise. J'en étais d'ailleurs venu à douter de la possibilité de la mener à bonne fin, et de la rendre suffisamment rémunératrice. L'idée d'y engloutir probablement mes modestes économies, n'avait pas le moindre charme pour moi.

D'ailleurs je n'avais jamais été ambitieux ; et la rémunération obtenue par mes occupations habituelles — l'enseignement des langues étrangères — suffisait amplement à mes modestes besoins.

Quant à confier à un autre « *moi-même* » le secret de tant d'importantes découvertes, il m'eût fallu obtenir la certitude que le nouveau « dépositaire » ne s'attribuerait pas l'honneur, en même temps que les profits, des travaux de mes trois prédécesseurs : et toute promesse qu'on eût pu me faire à ce sujet, n'eût jamais été qu'une incertitude.

Telles étaient mes impressions, lorsque la brusque et inespérée révolution, dont le premier cri fut jeté à Yarra, le 8 octobre 1868, obligea ceux de ma profession, à chercher, en d'autres pays, le travail que l'île de Cuba ne pouvait plus leur donner.

Cet événement fut pour moi un coup imprévu ; car je comptais un si grand nombre d'amis dans les classes de la société, que j'en étais venu à considérer ce pays comme une seconde patrie.

Après d'assez longues pérégrinations dans les principaux Etats de l'Amérique du Sud, pendant lesquelles j'examinai à loisir les désordres traditionnels qu'y engendre la surabondance de femmes, séduit par le climat du Chili, je résolus de me fixer à Santiago, la capitale de cette République, sans contredit le mieux gouverné des Etats d'origine espagnole.

S'il est vrai que, dans l'hémisphère du Sud, des recensements plus ou moins sérieux ne présentent pas un excédant considérable du sexe faible sur le sexe fort, il n'en est pas moins certain qu'il s'y trouve un nombre considérable de femmes destinées à ne jamais trouver de maris.

Je ne pus me défendre d'un profond sentiment de compassion à la vue de tant de souffrances ; et en songeant que cet état lamentable était principalement dû à une surabondance de femmes, j'en vins à me demander si je n'avais pas l'impérieux devoir de remplir mes engagements envers mes trois bientôt illustres initiateurs ; s'il n'était pas légitime d'aspirer comme eux au titre de bienfaiteur du genre humain? si ce ne serait pas une forfaiture, un crime de lèse-humanité d'en agir autrement? Ma conscience répondit affirmativement, mais il me semblait qu'auparavant, « *ce spécifique universel* » devait recevoir une nouvelle et palpable sanction; et cela, au su et au vu d'un large cercle d'amis ou de connaissances.

Ce fut ainsi qu'il se trouva un homme qui, pour établir aux yeux des plus sceptiques, l'efficacité de la découverte du secret de la conception, se dévoua au point de se charger d'une nouvelle famille aux approches de la vieillesse. A l'âge de cinquante-quatre ans, il choisit une femme de vingt-cinq; et, sachant que les physiologistes affirment (1) qu'un vieux mâle et une jeune femelle doivent produire presque invariablement des enfants du sexe féminin — ce qui est presque toujours le cas — il déclara à ses connaissances que son intention était de ne procréer que des enfants du sexe masculin. A ses amis les plus intimes, il ne craignit pas d'avouer que son principal objet était de rendre palpable, aux yeux des frondeurs les plus opiniâtres, l'existence de la découverte dont il était le dépositaire.

(1) Voyez la Physiologie du mariage de M. A. Debay, pages 133 et suivantes.

Et cet homme, neuf mois et quelques heures après date, était père d'un garçon. . . . .

. . . .

Quinze mois plus tard, il annonça la procréation d'un deuxième garçon — ici doit prendre place une observation d'une extrême importance, mais qui est d'une nature à n'être révélée qu'en tête à tête. . . . .

. . . .

S'il restait des incrédules parmi ses connaissances, le scepticisme de ces dernières devait se trouver fortement ébranlé ; et, bien que le plus grand nombre ne mît plus en doute la réalité de la découverte, afin de déraciner les moindres doutes, en cas qu'il en restât : il déclara qu'il allait en donner une troisième preuve dans la personne d'un autre garçon : « afin de célébrer dignement le soixantième anniversaire de sa naissance ». La future procréatrice n'étant pas encore enceinte, il entendait en outre montrer cette fois à tous les yeux qu'au moyen de son secret la conception a lieu au jour indiqué, c'est-à-dire instantanément.

Neuf mois trois jours et seize heures après la date fixée par lui-même, il devenait père d'un troisième garçon.

Nous nous ferons un véritable plaisir de mettre sous les yeux des personnes qui pourront le désirer, les preuves authentiques et dûment légalisées, attestant la véracité des faits que nous venons de rapporter aussi bien que les documents sur les faits et observations qui se réfèrent à la première moitié de notre existence, et que nous avons consignés au commencement de ce dernier chapitre.

Les personnes des départements ou de l'étranger pourront nous demander des renseignements par correspondance, et nous nous engageons à leur répondre dans le plus bref délai.

S'adresser, ou écrire franco à Monsieur

F. GROSPÉLIER

38, Rue Fontaine, (Place Blanche)

PARIS

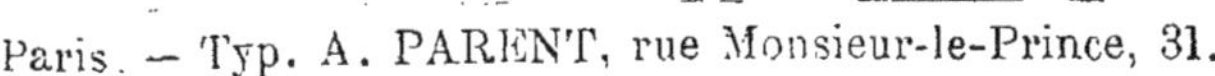

Paris. — Typ. A. PARENT, rue Monsieur-le-Prince, 31.